BEI GRIN MACHT SICH IHR WISSEN BEZAHLT

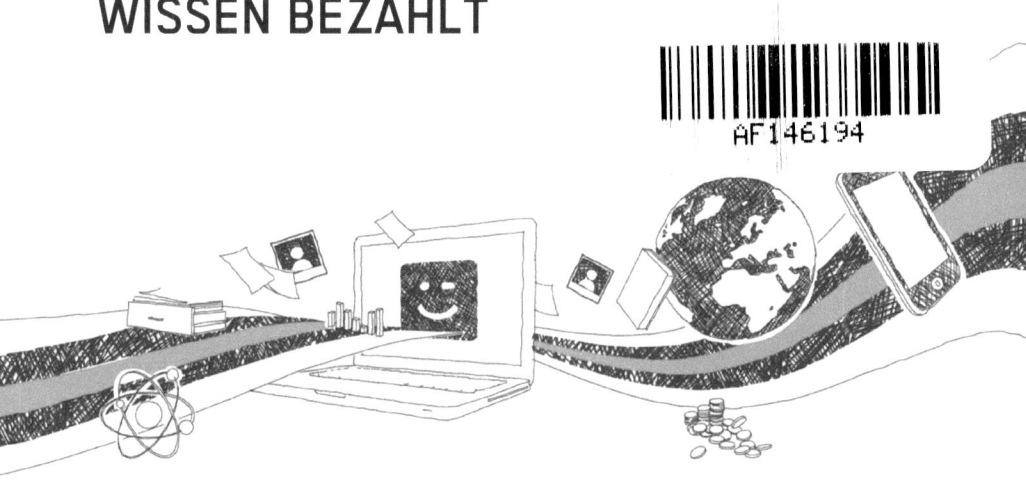

AF146194

- Wir veröffentlichen Ihre Hausarbeit,
  Bachelor- und Masterarbeit

- Ihr eigenes eBook und Buch -
  weltweit in allen wichtigen Shops

- Verdienen Sie an jedem Verkauf

Jetzt bei www.GRIN.com hochladen und kostenlos publizieren

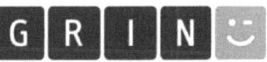

Bibliografische Information der Deutschen Nationalbibliothek:

Die Deutsche Bibliothek verzeichnet diese Publikation in der Deutschen National-bibliografie; detaillierte bibliografische Daten sind im Internet über http://dnb.d-nb.de/ abrufbar.

Dieses Werk sowie alle darin enthaltenen einzelnen Beiträge und Abbildungen sind urheberrechtlich geschützt. Jede Verwertung, die nicht ausdrücklich vom Urheberrechtsschutz zugelassen ist, bedarf der vorherigen Zustimmung des Verlages. Das gilt insbesondere für Vervielfältigungen, Bearbeitungen, Übersetzungen, Mikroverfilmungen, Auswertungen durch Datenbanken und für die Einspeicherung und Verarbeitung in elektronische Systeme. Alle Rechte, auch die des auszugsweisen Nachdrucks, der fotomechanischen Wiedergabe (einschließlich Mikrokopie) sowie der Auswertung durch Datenbanken oder ähnliche Einrichtungen, vorbehalten.

Impressum:

Copyright © 2016 GRIN Verlag, Open Publishing GmbH
Druck und Bindung: Books on Demand GmbH, Norderstedt Germany
ISBN: 9783668141735

Dieses Buch bei GRIN:

http://www.grin.com/de/e-book/315161/kriteriengeleitetes-coaching-mit-einem-beratungskonzept-fuer-sportler-nach

Rico Anders

Kriteriengeleitetes Coaching mit einem Beratungskonzept für Sportler nach Sportverletzungen

GRIN Verlag

GRIN - Your knowledge has value

Der GRIN Verlag publiziert seit 1998 wissenschaftliche Arbeiten von Studenten, Hochschullehrern und anderen Akademikern als eBook und gedrucktes Buch. Die Verlagswebsite www.grin.com ist die ideale Plattform zur Veröffentlichung von Hausarbeiten, Abschlussarbeiten, wissenschaftlichen Aufsätzen, Dissertationen und Fachbüchern.

Besuchen Sie uns im Internet:

http://www.grin.com/

http://www.facebook.com/grincom

http://www.twitter.com/grin_com

Hamburger Fern-Hochschule

Health Care Studies

Hausarbeit zum Thema:

Kriteriengeleitetes Coaching mit einem Beratungskonzept für Sportler nach Sportverletzungen - Beispiel: Kreuzbandruptur

Rico Anders

Die Hausarbeit ist bis zum 29.01.2016 einzureichen.

Inhaltsverzeichnis

Abbildungs- und Tabellenverzeichnis

Seite

Abkürzungsverzeichnis

HKB   hinteres Kreuzband

VKB   vorderes Kreuzband

1 Einleitung

1.1 Einführung in das Themengebiet

Gesundheitsdienstleistungen und Fitnessangebote sind in Deutschland ein wachsender Sektor (vgl. Schneider 2010: 40). Immer mehr Menschen stellen sich die Frage: „Wie kann ich mich mehr um meinen Körper kümmern und welche Möglichkeiten gibt es?" Zudem führt der demographische Wandel zu einer wachsenden Zahl an älteren Menschen, wo das Thema Gesundheitsberatung und Autonomieerhalt eine zunehmend wichtigere Rolle spielt. Das Bewusstsein für eine gesunde Lebensführung war nie so stark ausgeprägt wie heute. Doch bei der Recherche im Internet und in Zeitschriften erwartet den Klienten eine regelrechte Wissensüberflutung. Viele Menschen verlieren den Überblick in Bezug auf Aktualität und Seriosität der Informationen. Weiterhin werden sie eingeschüchtert und die Motivation schwindet, da die mangelnde Orientierung zum Misserfolg führt und widersprüchliche Aussagen verwirren (vgl. Schneider 2008: 42).

Doch mit der Bewegung bleiben Verletzungen nicht aus. Fuchshuber schätzt die Zahl der durch Sport Geschädigten in Deutschland auf ca. zwei Millionen. Die untere Extremität sei dabei am meisten betroffen, gefolgt von den Armen, was auch durch die Umfrage der ARAG belegt ist (vgl. Fuchshuber 2003b). In dieser deutschlandweiten Untersuchung wurden die meisten Verletzungen im Vereinssport im Jahr 2013 mit 56% bei der unteren Extremität ermittelt. Des Weiteren waren Sprunggelenksläsionen mit 27% und Knieverletzungen mit 18% die häufigste Folge (vgl. ARAG 2013).

An dieser Stelle kann sich der Physiotherapeut auf dem freien Markt positionieren und Leistungen als Berater und Coach anbieten. Zurzeit arbeiten noch wenig Therapeuten in diesem neuen Bereich. Doch mit medizinischem und präventivem Wissen verfügen sie über ausreichend Fachkompetenz. Die Methodenkompetenz muss in Weiterbildungen erworben werden, da die Berufsausbildung in diesem Bereich kein Fachwissen vermittelt. Die Grundlagen für ein Beratungsgespräch sind demnach gleichwertig mit therapeutischen Handlungsansätzen (vgl. Schneider 2010: 40).

1.2 Fragestellung und Ziel der Arbeit

Da derartige Methodenkompetenzen noch nicht zum Unterrichtsinhalt während der Ausbildung von Physiotherapeuten gehören, soll in der folgenden Arbeit beispielhaft ein Konzept zur Beratung nach Kreuzbandrupturen entwickelt werden. Im Rahmen der Arbeit werden die Kriterien eines Coachings für Sportler mit Verletzungen, speziell Kreuzbandrupturen, in der Trainingswiederaufnahme untersucht und als Basis des Beratungskonzepts herangezogen.

Dazu werden zuvor das Coaching in der Physiotherapie sowie Sportverletzungen im Allgemeinen, die Erstversorgung und die konkrete Läsion im zweiten Abschnitt der Arbeit thematisiert. Im darauf folgenden Methodenteil wird die Zielgruppe klar definiert und eine systematische Literaturrecherche der Beratungskomponenten durchgeführt. Dabei stehen das Setting der Beratung, die Beziehung zwischen Berater und Patient und die adressatengerechte Kommunikation im Vordergrund. Ein beispielhafter Verlauf eines Beratungsgesprächs wird an dieser Stelle ebenfalls dargestellt. Im Anschluss wird auf Basis der Theorie und der methodischen Analyse ein Beratungskonzept nach Kreuzbandrupturen für die analysierte Klientel hergeleitet und auf seine Relevanz hin reflektiert. Den Abschluss der Hausarbeit bilden eine Zusammenfassung und die Überprüfung der Generalisierbarkeit des Konzepts.

2 Theoretische Basis: Sport und Beratung

2.1 Coaching in der Physiotherapie

Beratung ist ein „zwischenmenschlicher Prozess (Interaktion), in welchem eine Person in und durch die Interaktion mit einer anderen Person

1. Hilfe bei der Aneignung von Informationen erhält

2. eigene Fragen klären kann und

3. Hilfe bei Problemen und deren Bewältigung erhält." (Dierks 2006; zit. n. Hofmann-Kock, Petersen 2009: 257) Das Ziel der Beratung ist demnach, den Klienten zu befähigen, eine neue Herangehensweise an die

Problematik zu entdecken und selbstwirksam eine Lösung zu finden. Beratung ist also eine „Orientierungs-, Planungs-, und Entscheidungshilfe." (Dorsch et al. 1994; zit. n. Hofmann-Kock, Petersen 2009: 258)

Die Autorin Cornelia Schneider benennt in ihrem Artikel drei Haltungen, die ein Berater einnehmen kann (vgl. Schneider 2008: 43).

Therapeut als Experte: Bei der Expertenhaltung ist der Physiotherapeut mit seinem Fachwissen ein Problemlöser und Ratgeber. Das Wissensdefizit soll beim Patienten schnell und fundiert ausgeglichen werden. Dafür gibt der Berater Handlungsanweisungen und Vorschläge für Therapieansätze. Die Gefahr dabei besteht, dass der Ratsuchende zu viele Informationen auf einmal erhält und die Eigeninitiative dadurch sinkt. Des Weiteren ist bekannt, dass eine nachhaltige Verhaltensveränderung nur aus dem eigenen Antrieb heraus und durch eigene Wahrnehmung bewirkt werden kann. Bei einer Reha- oder Hilfsmittelberatung ist diese Haltung sinnvoll, in der Beratung von chronisch Kranken jedoch nicht.

Therapeut/Patient-Haltung: In der Medizin ist diese Haltung das klassische Modell. Die Verantwortung liegt fast gänzlich beim Arzt oder Therapeuten, welcher die Aufgabe hat, dem Patienten Entscheidungen abzunehmen und Änderungen bzw. Maßnahmen zur Besserung des Zustandes vorzugeben. Diese Rolle ähnelt dem Expertenmodell und kann als Steigerung dieses gesehen werden. In akuten Situationen, in denen eine Gefahr besteht, kann diese Haltung Anwendung finden, um Schaden zu vermeiden. Dennoch gilt auch hier die Regel: „Belehrungen aktivieren nicht!" (Schneider 2008: 43)

Therapeut als Coach: In dieser Haltung gibt der Physiotherapeut die Verantwortung an den Patienten weiter. Dabei verzichtet er auf inhaltliche Beratung und sucht gemeinsam mit dem Klienten nach einer Lösung. Durch Selbstreflexion des Ratsuchenden und gezielte Fragen des Coachs rücken die Patientenressourcen in den Vordergrund. So erarbeitet der Patient selbstwirksam seinen eigenen Strategieplan zur Problemlösung. Bei dieser Form von Beratung kann die Hilfe zur Selbsthilfe länger dauern als die direkte Vorgabe von Lösungen. In Bezug auf die Nachhaltigkeit lohnt es sich deshalb, Coaching zu fördern und Kompetenzen zu erweitern. Voraussetzung dafür ist ein aufgeschlossener, geistig orientierter Patient.

Das Gesundheitswesen ist im ständigen Wandel. So hat sich in den letzten Jahren eine grundlegende Änderung im Verständnis von Krankheit und Gesundheit vollzogen. Das bio-medizinische Modell mit dem Schwerpunkt auf den Defiziten wurde abgelöst durch das bio-psycho-soziale Modell, welches sich an den Ressourcen orientiert. Das Salutogenesemodell von Antonovsky und der Klientenzentrierte Ansatz von Rogers sind weitere Vertreter, die den Wandel im Hinblick auf Gesundheit beeinflusst haben (vgl. Flieder, Overlander 2012a: 15 ff.). Der Patient wird in diesen Theorien nicht nur als passiver Leistungsempfänger, sondern als wichtigster, aktiver Mitgestalter in dem Prozess zur Genesung gesehen. Weiterhin soll der Therapeut gemeinsam mit dem Patienten einen ganzheitlichen Therapieansatz entwickeln, der auf dessen Stärken aufbaut. Die Perspektive des Klienten ist dabei der Ausgangspunkt. Empathie, Compliance und Partizipation sind entscheidende Wörter in den neuen Ansätzen zur Behandlung und Beratung im Gesundheitswesen.

Zusätzlich zum Rollenwandel müssen immer mehr Therapien privat gezahlt werden. Das bedeutet, dass Patienten bessere Transparenz der erbrachten Leistungen erwarten und eine kritischere Haltung gegenüber den Behandelnden einnehmen (vgl. Hofmann-Kock, Petersen 2009: 258 f.).

Die Haltung des Therapeuten als Coach wird in diesem Zuge an Bedeutung gewinnen, weil dieser Ansatz den neuen Forderungen und Bedürfnissen der Kunden gerecht wird. Durch diese veränderte Situation sind die Ansprüche an die Therapeuten in vielerlei Hinsicht gewachsen. Sie müssen zwingend ihre Beratungskompetenzen gezielt erweitern und kommunikative Fähigkeiten schulen. Auch in der Ausbildung muss die Beratung als Kernkompetenz vermittelt werden, um in Zukunft auf dem Markt bestehen zu können (vgl. Schneider 2008: 43 f.).

2.2 Sportverletzungen

2.2.1 Allgemein

Die Beratung durch einen Physiotherapeuten wird bei vielfältigsten Verletzungen, akuten sowie chronischen, benötigt. Sport und Fitness sind ein neuer Trend mit wachsender Klientel. Dadurch steigt jedoch auch die Zahl von Sportverletzungen und Läsionen. Die meisten Verletzungen sind oftmals auf unzureichend geübte Bewegungsabläufe und zu sparsame Sicherheitsmaßnahmen zurückzuführen. Durch Selbstüberschätzung und fehlende Körperwahrnehmung werden verschiedene Sportarten zu sehr gefährlichen Aktivitäten, die eine Körperbeschädigung nach sich ziehen können. Dieses Phänomen ist bei Untrainierten und Anfängern sehr verbreitet, welche sich mit voller Motivation und zu wenig Achtsamkeit in die Belastung stürzen. Sportverletzungen können leicht vorgebeugt werden, indem Patienten folgende einfache Regeln beachten:

1. Ein adäquates Aufwärmen und Dehnen vor der Belastung ist wichtig (angepasst an die nachfolgende Sportart)
2. Auswahl der richtigen Hilfsmittel (z.B. Schuhwerk, Bandagen, Tapes, Sportbekleidung)
3. Vorbereitung und Auseinandersetzung mit den Anforderungen der Belastung (Welche Reize werden auftreten? Welches Leistungsniveau habe ich? Kenne ich meine Grenze?) → rechtzeitige Pausen
4. Während des Trainings genug Flüssigkeit zu sich nehmen (keine Dehydrierung abwarten)(vgl. Fuchshuber 2003c)

Da diese Regeln die Wahrscheinlichkeit einer Verletzung minimieren, können sie ein Einstiegspunkt für die professionelle Beratung sein. Dadurch wird dem Klienten verdeutlicht, wo die Ursache der Verletzung zu finden ist.

2.2.2 Die PECH-Regel

Da Verletzungen nicht selten im Sport vorkommen, sollte jedem Trainierenden die Erstversorgung nach der PECH-Regel bekannt sein. Sie beugt weiteren Schäden vor und bietet vier wichtige Eckpunkte der ersten Therapie.

P = Pause   Das verletzte Körperareal sollte sofort entlastet werden. Dadurch werden Schmerzen verringert und eine weitere Schädigung ist nicht möglich.

E = Eis   Bei dieser Anwendung gibt es einiges zu beachten! Die Kälte sollte am besten in Intervallen von ein paar Sekunden verabreicht werden und nicht direkt auf die Haut gelangen. Diese Methode verhindert die dauerhafte Gefäßverengung (bei anhaltender Kälte) und die Heilung wird nicht blockiert. Zudem wird auch hier der Schmerz gelindert und einer Schwellung vorgebeugt.

C = Compression

Nach der Kühlung empfiehlt sich die Anlage eines Druckverbandes um das entsprechende Gelenk/Areal. Mit dieser Maßnahme stabilisiert man die Körperregion und komprimiert das Gewebe und Gefäße von außen, sodass Einblutungen und Ödeme gemindert werden.

H = Hochlagern

Zum Abschluss der Erstversorgung sollte das geschädigte Gebiet über Herzniveau gelagert werden. Das begünstigt den Rückfluss des Blutes zum Herz und unterstützt den Lymphabfluss (vgl. Fuchshuber 2003a).

„Die Akut-Phase einer Verletzung endet meist am zweiten Tag. Danach sollte - darin sind sich Sportmediziner einig - die verletzte Region ruhig wieder dosiert beansprucht werden. Voraussetzung hierfür ist aber immer, dass die Verletzung (zum Beispiel Prellung oder Zerrung) harmlos ist und ärztlicherseits keine weiteren Behandlungsschritte angeraten werden." (Fuchshuber 2003a) In der Physiotherapie spricht man in diesem Kontext von der frühfunktionellen Behandlung, die sich sofort nach der ersten Versorgung anschließt. Diese Methode ist sinnvoll, um die Heilung zu unterstützen und das Körperteil sofort wieder in seiner Funktion zu belasten. Muskelatrophien, Kapselschrumpfungen und Gelenksinstabilitäten können nur mit früher propriozeptiver Arbeit entgegengewirkt werden.

In einem Coaching sollte die Erstversorgung immer Erwähnung finden, damit spätere Sportverletzungen besser versorgt werden können und eine größere Sicherheit im anschließenden Umgang gewährleistet ist.

2.2.3 Beispiel: Kreuzbandruptur

In der menschlichen Anatomie lokalisieren sich in beiden Kniegelenken jeweils ein vorderes und ein hinteres Kreuzband. Da die beiden Gelenkpartner (Tibia und Femur) relativ inkongruent zueinander aufgebaut sind, bedarf es weiterer Mechanismen zum Ausgleich und zur Stabilisation des Kniegelenks. Zwei dieser Hilfseinrichtungen sind die Kreuzbänder. Sie tragen zu einer physiologischen Rollgleitbewegung bei und verhindern das Ventral/Dorsalgleiten der Tibia bei Flexion/Extension des Knies. Ist das vordere Kreuzband rupturiert, kann man diagnostisch das Phänomen des Gleitens nach vorn feststellen ("vordere Schublade"). Bei einer HKB-Ruptur kann die Tibia diagnostisch nach hinten geschoben werden ("hintere Schublade") (vgl. Ebelt-Paprotny, Preis 2012: 431).

Der Unfallmechanismus für eine VKB-Läsion besteht meistens aus einer beschleunigten oder rotatorischen Bewegung des Körpers mit einem fixierten Fuß bzw. Unterschenkel (vgl. Wülker 2005: 120 f.). Zum Beispiel beim Skifahren ist das Sprunggelenk im Skistiefel so unbeweglich, dass bei einem Unfall die kompensatorische Bewegung über das Kniegelenk ausgeführt werden muss. Doch auch beim Kontaktsport (Fußball, Handball, etc.) liegt ein hohes Risiko einer solchen Bewegung vor.

HKB-Rupturen sind seltener. Autounfälle oder komplette Kniegelenksluxationen sind Ursachen, wobei auch das hintere Kreuzband oftmals betroffen ist (vgl. Wülker 2005: 122 f.).

Verallgemeinernd kann gesagt werden, dass eine Kreuzbandruptur überwiegend durch indirekte, mit hoher Geschwindigkeit auftretende Traumen verursacht wird, bei welchen die Tibia und der Femur gegeneinander verschoben werden und so die Dehnfähigkeit des Bandes überschritten wird.

Die ärztliche Therapie der Ruptur kann konservativ oder operativ erfolgen. Entscheidend für die Behandlung sind Faktoren, wie Alter des Patienten, Aktivitätsgrad und Verletzungsausmaß. Im Themengebiet der Arbeit liegt der Fokus auf dem Sportler, der seine Sportart weiterhin vollständig ausüben möchte. Demnach ist ein operatives Verfahren indiziert, um eine komplette Stabilität des Kniegelenks wiederzuerlangen.

Die Operation findet meistens in zwei Phasen statt. In der ersten Stufe werden Begleitverletzungen (z.B. Knorpelschäden) arthroskopisch versorgt und das Gelenk gereinigt. Nach Abklingen der Entzündung wird der Kreuzbandschaden behandelt. Bei diesem Verfahren wird eine Kreuzbandplastik entweder aus der Patellarsehne oder der Semitendinosussehne entnommen und als Kreuzband im Kniegelenk rekonstruiert. Nach dem Eingriff erfolgt eine Ruhigstellung für sechs Wochen in einer bewegungslimitierenden Orthese. Bis zum 12. postoperativen Tag ist auch eine Teilbelastung vorgeschrieben, sowie die Beugung bis 60°. Danach kann langsam in die Vollbelastung mit einer Knieflexion von 90° übergegangen werden. Ab der sechsten Woche kann das Knie ohne Schiene frei bewegt werden. Physiotherapeutisch gibt es viele Ansätze für die Rehabilitation des Kreuzbandes. Sinnvoll ist jedoch immer, die Therapie unter Beachtung der individuellen Zeit der Wundheilungsphasen auszuwählen, um bestmögliche Resultate zu erzielen (vgl. Hüter-Becker, Dölken 2005b: 180 ff.).

3   Methodisches Vorgehen

3.1   Konkretisierung der Zielgruppe

Wie im vorherigen Abschnitt festgestellt sind Verletzungen bei sämtlichen Sportarten möglich. Einige Sportaktivitäten weisen jedoch ein sehr hohes Risiko einer Läsion auf, da diese mit hohem Körpereinsatz und mit schnellen Wechseln der im Gelenk und Körper wirkenden Kräfte gespielt und trainiert werden. Im Körper und in den Gelenken treten dabei sich rasch verändernde Druck- und Zugverhältnisse auf, die nur mit einem stabilen Bewegungsapparat kompensiert werden können. Da im zu untersuchenden Beispiel der Kreuzbandruptur die meisten Verletzungen durch den beschriebenen Mechanismus entstehen, lokalisiert sich der

Adressatenkreis der Arbeit auf Patienten im Alter von 20 bis 35 Jahren. In diesem Altersbereich sind, den Untersuchungen von Alfs zufolge, die Menschen im Erwachsenenalter am aktivsten und fördern ihre Gesundheit durch mehrmaliges selbstständiges Trainieren oder durch Engagement in einem Verein (vgl. Alfs 2014: 114 ff.). Männer sind erfahrungsgemäß häufiger von diesen Körperbeeinträchtigungen betroffen, da diese den Wettkampfsport bevorzugen. Im Kontaktsport wie Handball und Fußball sind in Deutschland nachweislich mehr Männer als Frauen aktiv. Belegt wird diese Aussage beispielsweise durch Zahlen des Vereins SG Stahl Blankenburg, welche bestätigen: „Eine aktive Frauenhandballmannschaft steht fünf aktiven Jungen/Männermannschaften gegenüber."

Zusammenfassend soll für die Zielgruppe männlich im Alter von 20-35 Jahren ein Beratungskonzept nach einer Kreuzbandruptur erstellt werden.

3.2 Recherche der wichtigsten Beratungskomponenten

Um ein adäquates Beratungskonzept erstellen zu können, müssen im nachfolgenden Literaturreview einige Faktoren festgelegt und analysiert werden.

3.2.1 Setting des Coachings

Das Setting (Umgebung, Schauplatz) bildet bei der Beratung von Patienten den äußeren Rahmen und beeinflusst maßgeblich den Erfolg der sozialen Interaktion. Es wird bestimmt durch das Coachingziel und gibt Sicherheit durch kommunikative Regeln und Handlungen. Dadurch setzt das Setting Entfaltungsmöglichkeiten und Grenzen der Gesprächssituation fest. Der professionelle Gesprächspartner ist für die Einhaltung der Rahmenbedingungen zuständig (vgl. Elzer 2009: 159 f.).
Die Grundlage für jedes Beratungsgespräch ist die direkte oder indirekte Klientenanfrage oder Einwilligung für ein Coaching. Ist diese Nachfrage nicht vorhanden oder wird abgelehnt, darf keine beratende Interaktion aufgenommen werden.
Um eine vertrauensvolle Atmosphäre zu schaffen, sind genügend Zeit, ein geeigneter Raum und die adäquate Vorbereitung des Beraters, als auch des Ratsuchenden essentiell.

Faktor Zeit: Die Zeit kann durch einen vorher vereinbarten Termin klar definiert werden. So kann sich der Patient auf das Gespräch einstellen und der Therapeut bleibt in seinem vorgeschriebenen Zeitplan. Dabei sollte die Beratungseinheit pünktlich beginnen und störungsfrei durchgeführt werden.

Faktor Raum: Die Räumlichkeit sollte vollkommen geschlossen und nicht nur durch Vorhänge abgetrennt sein. So kann das Gespräch vertraulich und ohne Störungen stattfinden. Weiterhin sollte sichergestellt werden, dass Dritte den Raum nicht aus anderen Gründen betreten müssen. Die Sitzgelegenheiten sollten schräg nebeneinander stehen, damit sich Patient und Therapeut nicht frontal zueinander unterhalten müssen. So entsteht eine ungezwungene, sicherere Atmosphäre.

Faktor Vorbereitung: Bei der Vorbereitung des Beraters sollte der „rote Faden" für das Gespräch eine wichtige Rolle spielen. Fragen nach der Beratungshaltung, dem Inhalt, dem voraussichtlichen Ziel, der Persönlichkeit des Ratsuchenden, die zu erwartenden Probleme in dem Coaching und Lösungsmöglichkeiten gehören zum Gesprächsentwurf. Der Patient sollte sich vorab Gedanken über das zu erreichende Beratungsziel machen und Fragen notieren, welche unbedingt beantwortet werden müssen. Auch die emotionale und moralische Einstimmung beider Seiten gehört mit in die Vorbereitung, um das Problem frei und ohne Barrieren kommunizieren zu können (vgl. Hofmann-Kock, Petersen 2009: 264 ff.).

Sind diese Faktoren bei der beratenden Interaktion erfüllt, ist die Grundlage für ein erfolgreiches Coaching vorhanden.

3.2.2 Beziehungsaspekt zwischen Berater und Patient (Bedürfnisse und Anforderungen)

Wie in 2.1 beschrieben, werden Patienten aufgrund der steigenden Selbstzahlerleistungen immer mehr zu Kunden mit zunehmend kritischem Blick auf die Effizienz und die Erfolge. Umso wichtiger ist es im Coaching, den Patienten individuell in mehreren Dimensionen zu beraten. Das bedeutet, einen Perspektivenwechsel durchzuführen und den Klienten auf biomedizinischer, psychischer und sozialer Ebene wahrzunehmen (vgl.

Schneider 2010: 41). Zu Beginn der Beratung sollten gemeinsam mit dem Patienten Ziele festgelegt werden. Diese Zielformulierungen bilden die Grundlage der Kommunikation und des Settings, in dem sich das Coaching aufhalten soll. Des Weiteren sind diese Angaben wichtig für den Berater, um die passende Haltung dem Klienten gegenüber einzunehmen. Hierbei ist zu beachten, dass im Beratungsverlauf die Notwendigkeit eines Rollenwechsels entstehen kann.

In einer Patientenbefragung ermittelte Coulter, zu welchem Zeitpunkt Patienten eine Beratung besonders erwünschen. Häufig genannte Themen waren dabei das allgemeine Verständnis der Pathophysiologie, die Abläufe und Ergebnisse von Untersuchungen sowie Behandlungen, die Prävention von Folgeerkrankungen und die Anleitung zur Selbsthilfe/ Selbstwirksamkeit (vgl. Hofmann-Kock, Petersen 2009: 260). Oftmals werden Therapeuten auch zu Rate gezogen, wenn der Klient durch Aussagen des behandelnden Arztes oder durch Eigenrecherche verwirrt ist, sodass eine große Unsicherheit im Umgang mit der Verletzung/ Krankheit entsteht. Diese Forschungsergebnisse belegen, dass Beratung aus den unterschiedlichsten Gründen in Anspruch genommen wird. Daraus ergibt sich die Forderung nach einer individuellen Behandlung der Patienten. Das Coaching muss dementsprechend die Bedürfnisse des jeweiligen Kunden bedienen.

Ein gutes Fundament für dieses Vorgehen bietet der Lebenswelt-Ansatz von Husserl. Die Lebenswelt ist die Gesamtheit von allen Einflüssen auf sämtlichen Ebenen des menschlichen Lebens. Diese Struktur ist für das Individuum seine eigene Wirklichkeit und bildet die Grundlage für dessen Handlungen und Denkweisen. „Die Auffassungen über die eigene Lebenswelt fließen in die Kommunikation als intuitiv bewusster Hintergrund mit ein und werden entweder bestätigt oder korrigiert." (Wyns 2012: 7) Bei der Beratung von Patienten kommt es zu einem Aushandlungsprozess zwischen zwei Vertretern unterschiedlicher Lebenswelten, wobei eine neue, gemeinsame Wirklichkeit im Sinne der Gesundheitsziele konstruiert werden soll. Die nachhaltige Umsetzung ist abhängig von der Klientencompliance und inwieweit die Maßnahmen in die Lebenswelt integriert werden können. Der Therapeut kann nur eine

Hilfestellung zur Ressourcenmobilisation geben und die notwendigen Schritte aufzeigen. Wichtig ist auch, dass der Coach die Lebenswelt des Patienten versucht, zu verstehen (= Empathie) und die Kontextfaktoren gemeinsam mit ihm analysiert (= Partizipation) (vgl. Wyns 2012: 7 ff.).

In der vorliegenden Abbildung (Abb. 1) wird der Beziehungsaspekt zwischen Patient und Therapeut dargestellt. Die verschiedenen beeinflussenden Faktoren sowie die zu erreichenden Ziele der Interaktion sind in dem Schaubild zusammengefasst.

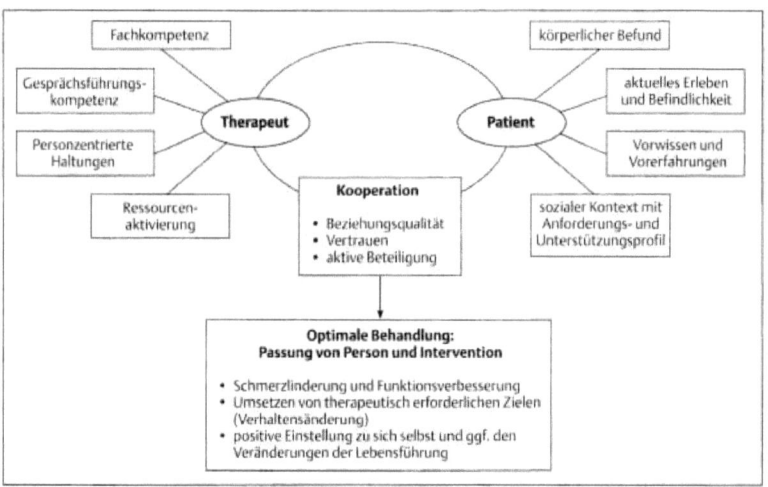

Abb. 1: Strukturmodell der Gesprächsführung in der Physiotherapie (Hoos-Leistner, Balk 2008: 182)

3.2.3 Adressatengerechte Kommunikation

Die Kommunikation spielt bei jeder Interaktion zwischen zwei Menschen eine wichtige Rolle und bildet eine untrennbare Einheit mit dem Beziehungsgefüge. So kann man den Lebenswelt-Ansatz mit einer weiteren Theorie fortführen, welche die Kommunikation in den Fokus bringt: Die Klientenzentrierte Gesprächsführung nach Carl Rogers. In seiner Theorie ist Beratung ein begleitender Prozess, in welcher der Klient vom Therapeuten bei der Lösungsfindung unterstützt wird. Die zu beratende Person soll sich als aktiv handelndes Subjekt wahrnehmen und nicht als hilfloses Opfer der Umwelt. Uneingeschränkte Autonomie zum Wachstum und zur Persönlichkeitsreifung sind Rogers sehr wichtig (vgl.

Flieder, Overlander 2012a: 15 ff.). Zielführend für eine gelingende Beratung nennt Rogers drei Basisvariablen:

1. positive Wertschätzung/ emotionale Wärme
2. Echtheit/ Kongruenz
3. Einfühlendes Verstehen/ Empathie

Durch eine Beratung mit diesen Komponenten wird, laut Rogers, ein Prozess im Patienten ausgelöst, der Selbstwirksamkeit, -akzeptanz und das Bewusstsein für Flexibilität, Kreativität und Erleben steigert.

Um diese Grundhaltung kommunikativ umzusetzen, bietet sich die Methode des Spiegelns (Paraphrasieren) an. Dabei fasst der Berater die Kernaussagen des Klienten zusammen und äußert auch eigene Wahrnehmungen. Somit gibt der Therapeut dem Patienten ein Feedback des Verstandenen und beleuchtet Inhalte, die dieser eventuell nicht benennen konnte. Dennoch wird auf direkte Konfrontation mit dem Problem verzichtet (vgl. Sciborski 2009: 113 ff.).

Das reflektierende Fragen ist ebenfalls eine gute Technik, um den Patienten zum Verbalisieren des Problems zu ermutigen. Bei dieser Methode wiederholt der Coach entscheidende Worte vom Gesagten und hilft dem Klienten somit bei der emotionalen Auseinandersetzung, sodass es im Idealfall zu einer befreienden Gefühlsäußerung kommt. (vgl. Hoos-Leistner, Balk 2008: 175). Weiterhin wird der Klient zum kritischen Reflektieren der eigenen Verhaltensmuster angeregt, sodass er Probleme selbst erkennen und verändern kann. Zu den reflektierenden Fragen gehören beispielsweise ressourcenorientierte Fragen: „Bei welchen Bewegungen haben Sie keine Schmerzen?" und paradoxe Fragen: „Welche Bewegungen müssen Sie machen, damit der Schmerz zunimmt?". (vgl. Schneider 2010: 41)

Nicht weniger von Bedeutung ist jedoch auch das aktive Zuhören. Diese wichtigste Fähigkeit in der Beratung bildet das Fundament einer gelingenden, vertrauensvollen Kommunikation ohne Missverständnisse. Oftmals genügt es schon, den Patienten anzunehmen und ihn einfach „erzählen zu lassen". Die Zielgruppe der Senioren baut durch diese Art der emotionalen Wärme am schnellsten eine gute Beziehung auf, da sie durch ein oftmals sozial eingeschränktes Umfeld ein großes Mitteilungsbedürfnis aufweisen.

Letztendlich darf die nonverbale Kommunikation über Gestik, Mimik und Körperhaltung nicht vergessen werden. Eine wertschätzende, dem Patienten zugewandte Körpersprache ist genauso essentiell, wie eine gute Methodik in den Aussagen (vgl. Hoos-Leistner, Balk 2008: 174 ff.).

Die Klientenzentrierte Gesprächsführung nach Rogers ist also sinnvoll, um die innere Gefühlswelt der Patienten kennen zu lernen. Das therapeutische Spiegeln der Aussagen ist dabei ein guter Einstieg, wenn es der Person schwerfällt, das Problem in Worte zu fassen. Der Ansatz ist ebenso hilfreich bei der Suche nach Anhaltspunkten für Interventionen. Demnach ist diese Methodik eine gute Basis für die Kommunikation mit Klienten in der Beratung und der Therapie.

3.3   Verlauf eines Beratungsgesprächs

Das professionelle Coaching verläuft nach König und Vollmer trotz individueller Anpassung in verschiedenen Phasen. Die einzelnen Beratungskomponenten lassen sich in diesem Muster wiederfinden.

1   Orientierungsphase

In dieser Phase findet der Erstkontakt von Therapeut und Ratsuchendem statt. Es muss eine Vertrauensbasis geschaffen werden und der Patient beschreibt seine Ausgangslage. Dabei formuliert der Klient seine Wünsche und Bedürfnisse bzw. seinen Beratungsbedarf. Der Coach hat in dieser Situation die Aufgabe, auch implizit vermittelte Inhalte wahrzunehmen und das Problem mit gezielten Fragen zu konkretisieren. Weiterhin wird die Zielsetzung partnerschaftlich festgelegt und ein informeller Vertrag über die Beratung geschlossen. Die Klientenzentrierte Gesprächsführung nach Rogers sollte in diesem Abschnitt Anwendung finden, um eine bessere Kommunikation mit dem Patienten herzustellen.

2   Klärungsphase

Der Klient darf zu Beginn der Phase noch einmal die Probleme ausführlich aus eigener Sicht darstellen. Somit bekommt der Berater ein Bild über die Lebenswelt des Patienten, dessen Auffassungen und Wahrnehmungen, sowie den beeinflussenden Faktoren. Während dieser Ausführung sollte der Coach die eigenen Kompetenzen prüfen und bei erforderlichem

Spezialwissen, den Ratsuchenden zu anderen Kollegen oder Professionellen verweisen. Die Übereinstimmung von Beratungsbedürfnis und professionellem Beratungsangebot muss in der Klärungsphase untersucht werden.

3   Veränderungsphase

In der Veränderungsphase findet die eigentliche Beratung statt. In einem gemeinsamen Reflexionsprozess versuchen Berater und Patient die bestehenden Probleme zu analysieren und einen Lösungsweg zu finden. Die Ressourcen des Klienten spielen eine essentielle Rolle und werden als Ausgangspunkt für den Wandel des gesundheitsbezogenen Verhaltens festgelegt. Konkrete Schritte und Maßnahmen können in diesem Abschnitt geklärt und bewertet werden. Um eine nachhaltige Veränderung zu erzielen, wird bei der Coachinghaltung auf inhaltliche Ratschläge verzichtet, sodass der Berater den Klienten beim Erarbeiten eines Lösungsansatzes nur unterstützt.

4   Abschlussphase

Die Endphase ist geprägt durch das Zusammenfassen und Reflektieren der erbrachten Beratungsleistung. Erarbeitete Lösungswege können noch einmal wiederholt und abschließende Fragen des Klienten können ebenfalls noch geklärt werden. Nach der Sitzung sollte der Ratsuchende in der Lage sein, die erworbenen Kenntnisse aktiv umzusetzen und die Probleme eigenständig zu lösen (vgl. Flieder, Overlander 2012a: 45 ff.).

Die nachfolgende Tabelle (Tab. 1) von Hofmann-Kock und Petersen ergänzt und konkretisiert das Phasenmodell von König und Vollmer mit praxisnahen Fragen und Inhalten.

Tab. 1: Ablauf eines Beratungsgesprächs (Hofmann-Kock, Petersen 2009: 266)

Einstieg: Kontakt herstellen, Orientierung geben	• Begrüßung und Small Talk zum Warmwerden • positiven Kontakt herstellen (Blickkontakt, offene und entspannte Körperhaltung) • Einstieg ins Thema geben und Vorgehen benennen: *„Wir haben vereinbart, heute über ... zu sprechen. Dazu möchte ich mit Ihnen gemeinsam die Problemsituation beleuchten und Lösungen finden. Wir haben dazu x Minuten Zeit."*

Beratungsauftrag abholen ... ... unabhängig von der Rolle, ob als Experte oder als Coach	• *„Möchten Sie meine Einschätzung und Vorschläge dazu hören?"* oder *„Dazu würde ich Ihnen gerne ein paar Informationen und Vorschläge geben. Einverstanden?"* • *„Wollen wir gemeinsam überlegen, was Sie tun können?"* oder *„Lassen Sie uns gemeinsam überlegen, was Sie tun können. Einverstanden?"*
Themensammlung: Worum geht es?	Aufgabe: Hauptanliegen des Patienten herausfinden, von Nebenschauplätzen unterscheiden • Liegen mehrere Themen vor, sollten diese eingegrenzt und dann nach Wichtigkeit in eine Reihenfolge gebracht werden. Hier ist es günstig zu visualisieren. Das erleichtert sowohl dem Patienten als auch dem Physiotherapeuten die Orientierung. • Liegt ein Thema nicht mehr im Bereich der Physiotherapie → andere Therapie- oder Beratungsangebote anregen • Ergebnis: Patient und Physiotherapeut haben gemeinsam festgelegt, welches Thema bzw. Problem zunächst besprochen wird.
Problembeschreibung	Aufgabe: das Problem oder Thema konkretisieren, Bedingungen analysieren • aufmerksam zuhören • zu Anfang selbst weniger reden, kurze Zwischenzusammenfassungen erstellen • nicht vorschnell bewerten (weder widersprechen noch zustimmen) • nicht sofort Lösungsvorschläge unterbreiten • Sachverhalt klären und strukturieren • wesentliche Punkte zusammenfassen (IG Chemie-Papier-Keramik 1993: 27).
Zielformulierung: Ziele klären – Wo geht's hin?	• gemeinsam kurz- und langfristige Ziele erarbeiten: konkrete Veränderungen und Perspektiven entwickeln (eine positive Zukunft entwerfen) • *„Was soll anders sein?"* und *„Woran würden Sie das merken?"* • den Patienten nach Interessen und Bedürfnisse fragen
Lösungsfindung: Lösungsoptionen gemeinsam entwickeln	• nach bisherigen Lösungsversuchen fragen, was in der Vergangenheit erfolgreich war oder nicht • nach Lösungsvorschlägen aus heutiger Sicht fragen • als Experte über Möglichkeiten informieren • gemeinsam Lösungsmöglichkeiten sammeln • Realisierbarkeit aus Sicht des Physiotherapeuten und aus Sicht des Patienten abschätzen
Konkrete Schritte festlegen	• Was muss im Einzelnen getan werden? • Was steht kurzfristig an? Was muss langfristig beachtet werden? • Die nächsten Schritte genau festlegen: Wer? Was? Wann?
Abschluss: Wichtiges bündeln	• Beratungsergebnisse und Vereinbarungen zusammenfassen • *„Haben Sie noch Fragen? Wie geht es Ihnen mit dem Ergebnis? Sind Sie damit zufrieden?"*
Umsetzen	Behandeln/Eigenaktivität
Folgetermin/ Folgegespräch	• Bilanz ziehen (Überprüfen/Modifizieren der Hypothese)

	• Reflexion, Evaluation (die neuen Erfahrungen und vereinbarten Lösungen auswerten)

4 Ergebnisse und Diskussion

4.1 Erstellung eines Beratungskonzepts nach Kreuzbandrupturen für die ausgewählte Zielgruppe

Nachfolgend werden die analysierten konzeptionellen und theoretischen Aspekte auf das Beispiel der Kreuzbandruptur mit der festgelegten Zielgruppe übertragen. Die schriftliche Darlegung dient dabei der kollegialen Klärung von adressatengerechter Arbeit und erhöht die Transparenz gegenüber dem Träger und dem Arbeitgeber.

Zentrale Punkte des Konzepts:

Ausgangslage der Adressaten:
Die Zielgruppe des Konzepts ist männlich und befindet sich in einem Alter von 20-35 Jahren. Durch sportliche Aktivität kam es zu einer Läsion eines der Kreuzbänder im Kniegelenk. Nach der Kreuzbandrekonstruktion darf der Patient zwei Wochen nur teilbelasten und muss sechs Wochen lang eine stabilisierende Schiene tragen. Ein Wundschmerz und lokale Ödeme können noch vorhanden sein. Die eigenständige Aktivität ist stark eingeschränkt und die Verletzung bringt eine hohe psychische Belastung mit sich.

Ziele und Annahmen:
Das Verständnis des Verletzungsprozesses, der Umgang mit der Teilbelastung und der Orthese, sowie die zu erwartenden Therapien können bei diesem Krankheitsbild ein wichtiger Grund für ein Coaching sein. Infolgedessen erwartet der Patient eine ganzheitliche Beratung auf allen Ebenen, die ihm zu mehr Eigenaktivität und Sicherheit im Umgang mit der Läsion verhilft. Spezielle Fragen zum Wiedereinstieg in das sportartspezifische Training spielen für die Zielgruppe eine große Rolle. Die Prognose der Verletzung ist demnach sehr wichtig.

Voraussetzungen für die Beratung:

In einer Praxis kann durch die Terminvergabe die Zeit und der Ort konkret festgesetzt werden. Der Therapieraum genügt dabei den Anforderungen für den Aufbau einer vertrauensvollen, störungsfreien Atmosphäre. Personell muss ein Therapeut den Termin übernehmen, der sowohl über Therapiekompetenzen als auch Kommunikationskompetenzen verfügt. Da die Beratung eine neue Selbstzahlerleistung ist, kann die preisliche Gestaltung sehr variieren. Es gibt bisher wenig Orientierungspunkte für die Preislage.

Kompetenzprofil (Therapeut):

Der professionelle Berater sollte zum einen über klinisches Fachwissen verfügen, sodass er genaue „Eckdaten" der Kreuzbandruptur benennen und erklären kann. Fragen zum Unfallmechanismus, zur ärztlichen und therapeutischen Behandlung und zur Prognose der Verletzung sind keine Seltenheit. Zum anderen befindet sich der Klient in einem Alter mit hohem Ehrgeiz. Ein partnerschaftliches Beziehungsgefüge bei der Erarbeitung von Therapie- und Verhaltensmaßnahmen ist somit förderlich. Die Haltung des Coachs sollte favorisiert werden mit kurzen, individuellen Wechseln zum Experten.

Zeitplan:

Die erste Beratungseinheit sollte sich sofort nach der ambulanten Aufnahme anschließen. Dadurch können Therapeut und Patient noch vor der ersten Behandlungseinheit ein Beziehungsgefüge aufbauen und die wichtigsten Faktoren der Interaktion klären. Eine übergeordnete Zielsetzung wird in dieser Beratung ebenfalls erarbeitet, sodass nachfolgende Einheiten patientenorientierter geplant und durchgeführt werden können. Die zweite Coachingsitzung sollte nach Bedarf während des Rehabilitationsprozesses stattfinden, um ein Verlaufsresumé zu ziehen und positive, als auch negative Ereignisse aufzudecken. Der Zeitpunkt könnte zum Beispiel nach sechs Wochen gewählt werden, um ein weiteres Vorgehen zu besprechen und um einen Trainingsplan ohne Orthese festzulegen. Schlussendlich ist eine kurze Beratungseinheit am Ende der ambulanten Behandlung sinnvoll, um den gesamten Coaching- und Therapieprozess auszuwerten. Des Weiteren können dem Klienten zum Ende der Interaktion weitere Ratschläge und Handlungsansätze für die Zukunft gegeben werden.

Erfolgselemente:

Bei dieser Zielgruppe sind die Ressourcenmobilisation und die Steigerung des Gesundheitsbewusstseins essentiell. Um eine Reruptur des Kreuzbandes zu vermeiden, muss dem Patienten die Wichtigkeit der Einhaltung der gegebenen Auflagen (Orthese, Bewegungslimitierung und Teilbelastung) klar sein. Die Haltung des Coachs soll den Patienten aktivieren und die Auseinandersetzung mit der Verletzung vorantreiben. So werden partnerschaftlich Lösungsansätze gefunden, die eine dauerhafte Verhaltensänderung beeinflussen. Der Ratsuchende nimmt sich selbst als aktiver Gestalter des Genesungsprozesses wahr und führt erlernte Übungen eigenständig durch. Zielführend ist dabei die Kommunikationstechnik des Coachs, die den Klienten zum eigenen Reflektieren und zur Problemlösung führt. Inhaltliche Ratschläge müssen in Hinblick auf Anatomie und Physiologie vom Berater als Experte gegeben werden, um eine Wissensbasis für die Lösungswege zu vermitteln. Zusammenfassend kann man den Beziehungsaspekt als wichtiges Erfolgselement benennen. Doch auch jeder einzelne Faktor des Settings beeinflusst das Resultat der Beratung. So können Zeitmangel, die Geräuschkulisse der Praxis oder zu emotionale Patienten/ Therapeuten die Effektivität des Coachings stark beeinträchtigen.

Abschluss/ Auswertung:

Zum Ende der Beratung sollte eine ausführliche Reflexion der einzelnen Beratungskomponenten erfolgen. Der Klient kann mittels Fragebogen über die Effizienz des Coachingprozesses Auskunft geben und verbesserungswürdige Faktoren auflisten. In der Auswertung müssen dann die Vorschläge und Probleme analysiert und lösungsorientiert bearbeitet werden. Infolgedessen sollte eine Überarbeitung des Beratungskonzepts mit Aufnahme der neuen Inhalte erfolgen.

4.2   Relevanz des Konzepts

Begründet durch eine hohe Inzidenzrate im Vereinssport (18%) ist die Knieverletzung eine der häufigsten Läsionen beim Sport. Ein adäquates

Beratungskonzept dient somit der schnelleren Rehabilitation von Sportlern mit einer Kreuzbandruptur. Des Weiteren erhöht sich bei Verletzten die Wahrscheinlichkeit einer Reruptur, da die Zielgruppe durch weiterführende sportliche Aktivität das Knie und die Bänder weiterhin maximal belastet. Ein professionelles Coaching ist dementsprechend sinnvoll, um das Verständnis des Klienten und die Selbstachtsamkeit zu steigern. Durch konsequente Mobilisation der patienteneigenen Ressourcen entwickeln diese ein körpereigenes Gesundheitsbewusstsein. So werden eigenständig präventive Maßnahmen durchgeführt und die Verletzungsgefahr sinkt. Wie in den vorherigen Kapiteln beschrieben, kann die Zielgruppe durch das Konzept verletzungsbezogen und ganzheitlich beraten werden. Die adressateneigenen Voraussetzungen sind dabei essentiell und charakterisieren die Vorgehensweise beim Coaching.

5 Zusammenfassung und Generalisierbarkeit

Die professionelle Gesundheitsberatung wird in den nächsten Jahren an Bedeutung gewinnen. Um auf Veränderungen im Gesundheitssektor reagieren zu können, müssen Therapeuten zunehmend im Kommunikationsbereich ausgebildet werden. Die Komplexität und Notwendigkeit dieser Kompetenzbildung wurde in dieser Arbeit aufgezeigt. Im theoretischen und methodischen Teil des Literaturwerks wurden konzeptionelle Aspekte analysiert und durch verschiedenste Quellen und praxisnahe Ansätze ausgearbeitet. Auf diesem Fundament konnte ein Beratungskonzept für Sportler im Alter von 20-35 Jahren mit einer Kreuzbandruptur erstellt werden. Nachfolgend wurde die Bedeutung des Konzepts für die Rehabilitation von Sportlern mit Kreuzbandrupturen herausgestellt.

In dieser Ausarbeitung stand der Sportler im mittleren Alter mit einer speziellen Verletzung im Vordergrund. Die Kontextfaktoren sind im vorliegenden Beispiel einfach strukturiert und überschaubar in der Analyse. Durch eine Einschränkung auf physischer Ebene ist ein Beratungsangebot erstellt worden. Die anderen Ebenen (sozial und psychisch) wurden ohne Beeinträchtigungen festgelegt. Für eine andere

Klientel wie z.B. Kinder, Senioren, Hochbetagte oder psychisch Kranke ist jedoch eine andere Vorgehensweise notwendig. Der Konzeptaufbau und die Analysepunkte können grundsätzlich angewandt und übertragen werden. Dennoch hat jede einzelne Klientel einen ganz eigenen Schwerpunkt, den es zu bearbeiten und in die Beratung zu integrieren gilt. Dabei sind noch keine individuellen Anpassungen des Konzepts an den jeweiligen Patienten berücksichtigt, sondern nur die Besonderheiten der Zielgruppe. Als Beispiel ist die Haltung des Coachs nur dann sinnvoll, wenn der Klient geistig orientiert und zurechnungsfähig ist. Bei Erwachsenen ist diese Anforderung keine Seltenheit, jedoch kann dies bei den anderen genannten Patientengruppen nicht immer vorausgesetzt werden.

Abschließend ist das Konzept in seinen Grundzügen als generalisierbar zu bewerten. Der Klientel entsprechend verlagern sich aber die Schwerpunkte der Analyse und der Handlungsbereich des Beraters. Dadurch muss in der Vorbereitung einer Beratung der Handlungsspielraum und das Maß der Einflussmöglichkeiten auf den jeweiligen Klienten genau geprüft werden.

Literaturverzeichnis

Alfs, Ch. (2014): Sportkonsum in Deutschland. Empirische Analysen zur Allokation von Zeit und Geld für Sport. Wiesbaden: Springer.

ARAG (2013): Häufigste Verletzungen im Vereinssport nach Körperregion 2013. URL: http://de.statista.com/statistik/daten/studie/266059/umfrage/haeufigste-verletzungen-im-vereinssport-nach-koerperregion/ [Stand: 06.10.2015].

Ebelt-Paprotny, G.; Preis, R. (2012): Leitfaden Physiotherapie. 6. Auflage. München: Urban & Fischer.

Elzer, M. (2009): Setting und professionelle therapeutische Beziehung. In: Elzer, M. (Hrsg.): Kommunikative Kompetenzen in der Physiotherapie. Bern, Göttingen, Toronto: Huber, 159 - 174.

Flieder, M.; Overlander, G. (2012a): Patientenedukation und Beratung. Studienbrief 2: Grundlegende Elemente von Beratung. Studienbrief der HFH Hamburger Fern-Hochschule.

Flieder, M.; Overlander, G. (2012b): Patientenedukation und Beratung. Studienbrief 3: Anwendungsbezogene Beispiele von Beratung. Studienbrief der HFH Hamburger Fern-Hochschule.

Fuchshuber, J. (2003a): Die PECH-Regel für Sportler. URL: http://www.tk.de/tk/bewegung/sportverletzungen/die-pech-regel/36742 [Stand: 06.11.2015].

Fuchshuber, J. (2003b): Sportverletzungen. URL: http://www.tk.de/tk/medizin-und-gesundheit/bewegung/sportverletzungen/36710 [Stand: 06.11.2015].

Fuchshuber, J. (2003c): So beugen Sie Verletzungen vor. URL: http://www.tk.de/tk/bewegung/sportverletzungen/verletzungen-vorbeugen/36734 [Stand: 06.11.2015].

Hofmann-Kock, D.; Petersen, M. (2009): Beratung in der Physiotherapie. In: Elzer, M. (Hrsg.): Kommunikative Kompetenzen in der Physiotherapie. Bern, Göttingen, Toronto: Huber, 257 - 272.

Hoos-Leistner, H.; Balk, M. (2008): Gesprächsführung für Physiotherapeuten. Theorie – Techniken – Fallbeispiele. Stuttgart, New York: Thieme.

Hüter-Becker, A.; Dölken, M. (2005a): Behandeln in der Physiotherapie. Stuttgart: Thieme.

Hüter-Becker, A.; Dölken, M. (2005b): Physiotherapie in der Traumatologie/Chirurgie. Stuttgart: Thieme.

Schneider, C. (2008): Experte oder Coach. Therapeuten als Berater. In: physiopraxis 6/1: 42 – 44.

Schneider, C. (2010): Professionelle Gesundheitsberatung. In: physiopraxis 8/1: 40 – 42.

Sciborski, C. (2009): Der Beitrag der Humanistischen Psychologie zur Kommunikation. In: Elzer, M. (Hrsg.): Kommunikative Kompetenzen in der Physiotherapie. Bern, Göttingen, Toronto: Huber, 112 - 120.

Wülker, N. (2005): Orthopädie und Unfallchirurgie. Stuttgart: Thieme.

Wyns, B. (2012): Patientenedukation und Beratung. Studienbrief 1: Grundlagen der Kommunikation und rhetorische Elemente. Studienbrief der HFH Hamburger Fern-Hochschule.

BEI GRIN MACHT SICH IHR WISSEN BEZAHLT

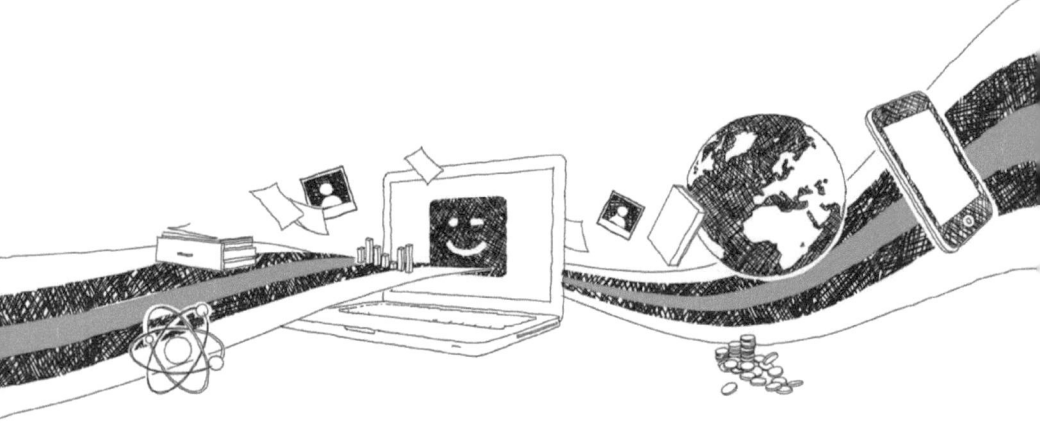

- Wir veröffentlichen Ihre Hausarbeit,
  Bachelor- und Masterarbeit

- Ihr eigenes eBook und Buch -
  weltweit in allen wichtigen Shops

- Verdienen Sie an jedem Verkauf

Jetzt bei www.GRIN.com hochladen
und kostenlos publizieren

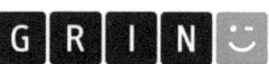